AF295938

OBSERVATIONS

SUR

LA CONSERVATION ET LA REPRODUCTION

DES SANGSUES,

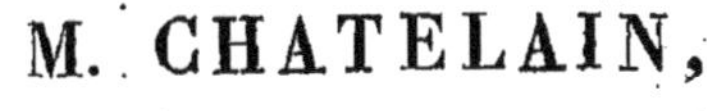

PAR M. CHATELAIN,

PHARMACIEN EN CHEF DE LA MARINE, A TOULON.

Lorsque de toutes parts il se fait une effrayante consommation de sangsues et qu'il est à craindre que la thérapeutique ne soit incessamment privée de ce précieux moyen de médication, devenu déjà fort rare dans quelques unes de nos provinces, j'ai pensé qu'il ne serait peut être pas inutile de publier les observations que je viens d'avoir l'occasion de faire sur la conservation et la reproduction de ces annélides.

Je ne passerai point en revue les diverses substances que l'on a proposé d'ajouter à l'eau destinée à recevoir des sangsues ; je ne discuterai point les avantages ou les inconvéniens attachés à l'emploi de vases opaques ou transparens, ni ceux que peut présenter aux pharmaciens la construction de réservoirs semblables à celui décrit par M. Noble, médecin en chef de l'hospice de Versailles, qui a publié en 1823

(*Journal universel des Sciences Médicales*) une notice fort intéressante sur la reproduction des sangsues ; je me bornerai à exposer le procédé que j'ai adopté depuis le 17 juillet dernier, à la pharmacie centrale de la Marine, au port de Toulon ; procédé qui ne demande aucuns frais, et à la faveur duquel je n'ai perdu, dans l'espace de deux mois et demi, que 36 à 40 sangsues, sur cinq mille que je mis alors en expérience.

En 1822, M. l'inspecteur général du service de santé de la marine, informé de la difficulté de conserver pendant quelque temps dans l'eau les sangsues à bord des bâtimens de S. M., fit faire, dans les trois grands ports, des recherches tendantes à éviter, à la mer, la prompte mortalité de ces petits animaux, et mon honorable collègue M. Réjou, pharmacien en chef à Rochefort, résolut le problème. Ce professeur distingué, après avoir fait de nombreux essais, reconnut que l'argile délayée était le meilleur moyen de conservation, et dès lors il ne fit plus délivrer de sangsues pour les bâtimens que dans des pots contenant une certaine quantité de cette terre plus ou moins humectée.

Ayant eu connaissance de ce procédé vers la fin de 1823, je voulus, avant de l'adopter, le répéter sur une petite quantité de sangsues, et cela dans l'intention seulement de m'assurer si l'argile que j'avais à ma disposition, était propre ou non à cet usage : en conséquence, le 1er novembre, je plaçai 50 sangsues dans un flacon de verre d'un litre de capacité, rempli aux deux tiers d'eau de fontaine, et nombre égal dans un pot de faïence ayant même capacité que le flacon et contenant de l'argile délayée. Ces deux vases furent recouverts d'une toile, et, tous les deux jours, l'eau du flacon fut renouvelée avec les précautions convenables.

Pendant le premier mois, il n'y eut de mortalité ni dans l'un ni dans l'autre de ces vases ; mais il en fut autrement dans les deux mois suivans, puisque je perdis neuf sangsues dans le courant de décembre, et sept dans celui de janvier : toutes seize appartenaient au flacon rempli d'eau, tandis que celles renfermées dans le pot avec la terre étaient vigoureuses et bien portantes. Les besoins du service ayant réclamé ces sangsues, je ne dus pas prolonger davantage cette expérience comparative, qui d'ailleurs ne me laissait aucun doute sur la qualité de l'argile que j'avais employée, ni sur la supériorité du moyen proposé par M. Réjou.

Dès ce moment, je fis mettre dans de l'argile les sangsues destinées pour les bâtimens, et presque tous les officiers de santé navigateurs s'accordent à dire que, de cette manière, elles se conservent et résistent très bien à la mer. Toutefois, quelques uns ont observé qu'elles ne viennent pas constamment expirer à la surface, qu'elles meurent dans l'intérieur de l'argile, à laquelle elles communiquent une odeur repoussante, et qu'alors elles ne tardent pas à périr toutes, si on ne les retire promptement de ce milieu contagieux.

J'ai été plusieurs fois à même de constater ce fait, et particulièrement dans les mois de mai et de juillet derniers. Ayant fait, au commencement de l'année, un approvisionnement de vingt et un mille sangsues, je les répartis, peu de temps après, dans des bocaux en verre, de 18 litres de capacité, remplis aux deux tiers d'argile, à laquelle on avait donné la consistance d'une bouillie un peu claire. Chacun d'eux contenait 600 individus, et tous furent déposés dans un local spacieux, bien aéré, et d'où il ne se dégageait aucune vapeur particulière.

Quinze jours à peine s'étaient écoulés, lorsqu'on reconnut que l'argile, prise dans l'intérieur et au fond de quelques bocaux, qui d'ailleurs étaient soigneusement visités toutes les vingt-quatre heures, exhalait une odeur des plus désagréables; ils furent vidés, et l'on y trouva 150 sangsues en putréfaction complète. Je retirai toutes mes sangsues de l'argile, je les mis pendant quelques jours dans l'eau, et les plaçai le 1er juin dans de nouvelle terre délayée. Je ne possédais plus alors que 12,000 sangsues, les autres ayant été consommées dans les hôpitaux et à bord des bâtimens de S. M. Dans la première quinzaine, la mortalité ne fut que de 3 à 4 par jour; ensuite elle augmenta progressivement jusqu'au 11 juillet. Alors elle s'élevait à 142.

Soupçonnant que la température de l'atmosphère, qui était de 26° réaumuriens, et la grande quantité d'électricité libre qu'elle contenait, pouvaient exercer une fâcheuse influence sur ces annélides; d'un autre côté, pensant que la terre que j'avais employée était trop délayée pour qu'ils pussent s'y creuser des galeries, et qu'une fois parvenus au fond des bocaux, ils devaient y être plus ou moins comprimés par le poids de cette terre, et ne pas toujours avoir la force de gagner la surface pour se mettre en relation avec l'air atmosphérique, essentiellement utile à l'existence de tous les êtres animés, je me procurai de nouvelle argile, et j'en formai une pâte ductile, ayant un peu moins de consistance que celle mise en œuvre par les modeleurs. J'en fis mettre dans chacun des bocaux une couche épaisse de 12 à 15 centimètres, s'étendant du fond jusqu'à 6 centimètres environ du bord ; je les disposai ensuite horizontalement sur le sol, et l'intervalle compris entre la couche d'argile et le bord de ces bocaux fut en partie rempli d'eau, qui, pénétrant lentement, à cause de la position de ces derniers, entretenait la terre dans un état convenable d'humidité.

Je présumai aussi que la maladie qui s'était déclarée parmi mes sangsues avait eu, en partie, pour cause leur réunion en trop grande quantité ; en conséquence, je me contentai d'en renfermer 200 dans chaque bocal, qui jusque là en avait reçu un nombre deux fois plus considérable. Ainsi disposés, ces bocaux furent recouverts de toile d'emballage et arrosés matin et soir, de manière que la température de la partie du local où ils étaient rassemblés ne s'éleva plus au-delà de 18°.

Deux jours après, presque toutes les sangsues avaient pénétré dans l'intérieur de la couche terreuse, où elles restent très long-temps, ainsi que je m'en suis assuré, sans en sortir ni de jour ni de nuit, et comme dans un état de torpeur dont il est très facile de les retirer , et cela en répandant sur l'argile une certaine quantité d'eau qui, s'insinuant dans les trous nombreux qu'elles y ont pratiqués et dans lesquels elles se tiennent, va les trouver dans leur retraite, leur fait éprouver la sensation du froid et les détermine à venir à la surface. Si l'on décante cette eau, elles ne tardent pas à rentrer dans la terre, moins peut-être pour éviter la lumière, que parceque la température de l'intérieur de l'argile est plus constante, et toujours un peu plus élevée que celle de l'air ambiant.

Ces bocaux étaient visités chaque jour, et l'on avait soin d'ajouter de temps en temps un peu d'eau, pour remplacer celle qui s'était évaporée ou qui avait pénétré dans la terre, et d'enlever les sangsues qui étaient venues expirer à la surface. Le nombre de ces dernières, depuis le 17 juillet jusqu'au 20 septembre, a été seulement de 40 sur 5,000 ; encore, plus de la moitié sont-elles mortes avant le 1er août.

Le 27 juillet, j'aperçus une sangsue sécrétant une substance muqueuse, d'une grande blancheur, extrêmement légère et présentant des alvéoles assez régulières, avec laquelle elle enveloppait un corps ovoïde, poli et de couleur noire, long d'un centimètre et demi à deux centimètres, et gros comme un petit tuyau de plume. Soit qu'elle fût gênée par ma présence, soit plutôt parce que j'avais exposé le bocal à une vive lumière, elle ne tarda pas à se retirer dans l'argile, laissant son travail incomplet, pour le reprendre et le terminer, peu après que j'eus placé le bocal dans un lieu mal éclairé et où, sans être vu, je pouvais facilement observer tous ses mouvemens.

Désirant savoir si ces cocons décrits avec soin en 1823 par M. Noble, médecin de Versailles, observés ensuite par M. Achard, pharmacien de la marine à la Martinique, et sur lesquels M. le docteur Rayer a fait un mémoire fort intéressant, imprimé dans le 4ᵉ volume des Annales des sciences naturelles, resteraient long-temps avant d'éclore, et si la présence de l'eau était nécessaire au développement des embryons, je pris le cocon que j'avais vu fabriquer la veille. Je remarquai, non sans étonnement, que l'enveloppe extérieure avait déjà le tissu, la couleur et la consistance de l'éponge fine, et le plaçai aussitôt dans une capsule de verre au fond de laquelle j'avais versé très peu d'eau, en sorte qu'il touchait à peine ce liquide. Le même jour, en visitant mes bocaux, je trouvai deux autres cocons, également à la surface de l'argile : je les enlevai et les mis à part dans une seconde capsule que je déposai, ainsi que la première, sur mon bureau, dans la pharmacie centrale, dont la température, depuis cette époque, n'a pas dépassé le 20ᵉ degré du thermomètre de Réaumur.

Le jour suivant, je m'aperçus que les cocons qui étaient à sec dans la capsule, avaient sensiblement diminué de volume, que l'un d'eux n'était plus ovoïde et qu'il présentait la forme d'un rein, tandis que celui placé sur une légère couche d'eau, paraissait n'avoir subi aucun changement dans ses propriétés physiques. Je pensai dès lors qu'une certaine humidité était essentiellement utile pour l'entretien de la vie intracapsulaire.

Pendant le mois d'août, ayant délivré aux hôpitaux et aux bâtimens qui prenaient la mer, cinq mille et quelques sangsues puisées dans mon dépôt, on trouva, au milieu de la terre contenue dans chaque bocal que l'on vidait, plusieurs cocons de diverses grosseurs, qui furent déposés dans un vase au fond duquel on avait mis de l'argile délayée que l'on arrosait de temps en temps.

Le 26 du même mois, poussé par un mouvement de curiosité, j'ouvris un de ces cocons, qui avait à peine le volume d'une moyenne olive, et j'y trouvai vingt et une petites sangsues enveloppées d'une pellicule extrêmement mince, et ramassées les unes contre les autres au milieu d'une liqueur incolore qui avait la consistance de l'albumen de l'œuf. Elles s'agitèrent du moment où elles furent exposées au contact de l'air; mais leurs mouvemens devinrent bien autrement rapides lorsqu'on les plaça dans l'eau à 12°. Elles avaient environ trois centimètres de longueur dans leur plus grand développement, et leur grosseur, en cet état, était celle d'une petite ficelle. Elles étaient colorées en brun marron très clair sur le dos, et en rouge musculaire sous le ventre et aux extrémités.

Le 30, visitant le vase dans lequel on avait réuni des cocons au nombre de trente-six à quarante, j'en remarquai deux qui me parurent tout nouvellement percés à leurs extrémités : ils furent placés dans un verre à moitié plein d'eau, qu'on exposa au soleil, et, en peu d'instans, je vis sortir successivement de l'un de ces cocons, et par les deux extrémités à la fois, quinze sangsues, et de l'autre, onze seulement, nageant avec vitesse, et toutes plus grosses que celles dont j'avais, quelques jours auparavant, hâté la naissance par une opération. M'étant assuré qu'il restait encore des sangsues dans ces deux cocons, je les mis, chacun, dans un petit bocal avec de l'eau, et vingt-quatre heures après, j'aperçus trois petits individus dans l'un, et sept dans l'autre, en sorte que je pus facilement m'assurer que chacun de ces cocons renfermait dix-huit sangsues.

Le 2 septembre, je fis l'ouverture de deux nouveaux cocons : l'un me donna douze sangsues et l'autre onze, en tout semblables, quant au volume et à la couleur, à celles observées précédemment. J'en ouvris ensuite deux autres, qui se précipitaient au fond de l'eau, avec laquelle ils étaient en contact depuis trois jours : je les trouvai remplis, aux deux tiers, d'une liqueur peu colorée, visqueuse et poissant fortement, presque inodore et soluble dans l'eau. Dissoute dans deux cents parties d'eau, puis soumise à l'action du calorique, cette liqueur a donné quelques flocons albumineux, et, après une évaporation ménagée, elle s'est prise, par le refroidissement, en une masse consistante et gélatineuse.

Le même jour, ayant découvert un assez grand nombre de jeunes sangsues dans mes bocaux, et n'en voyant point paraître dans les capsules placées sur mon bureau et contenant les cocons que j'y avais déposés le 27 juillet, je me décidai à ouvrir ces derniers. Je commençai par celui qui avait été constamment en contact avec l'eau, et dont le poids, vingt-quatre heures après que la sangsue l'eut terminé, s'élevait à quinze décigrammes : il en sortit un liquide peu odorant, ayant tous les caractères de celui dont je viens de parler à l'instant. Ce cocon ne surnageait plus depuis cinq à six jours, et j'aperçus, à travers les mailles de son tissu spongieux qui se détachait avec facilité, deux petites larves, longues de trois à quatre millimètres, ayant le corps blanc et la tête colorée en brun foncé ; larves qui n'ont point échappé à l'observation de M. le docteur Rayer, et que je n'ai jamais rencontrées sur des cocons contenant des individus vivans.

Je crois devoir faire remarquer que l'eau de la capsule dans laquelle le cocon était placé n'a jamais atteint une température au-dessus de dix-sept à dix-huit degrés, et qu'elle contractait, au bout de trente-six à quarante-huit heures, une odeur *sui generis* qui avait quelque chose d'ammoniacal ; et cependant elle ne faisait pas revivre la teinture bleue de tournesol rougie par un acide.

Quant aux deux autres cocons conservés sans eau, ils avaient considérablemeut diminué de volume, et leur enveloppe spongieuse, qui n'avait subi aucune altération, adhérait toujours avec force à la capsule, qu'elle recouvrait en totalité. Ils étaient devenus secs et tellement durs, que j'éprouvai une assez grande résistance en les divisant longitudinalement avec un canif. L'intérieur de ces cocons présentait une substance friable, noire et luisante comme du jais.

D'après les deux faits que je viens de rapporter,

il n'est donc pas rigoureusement exact de dire, avec
M. Rayer : « que des cocons soient placés dans l'ar-
» gile, dans de l'eau, ou exposés à l'air libre, les
» ovules peuvent également se développer dans ces
» diverses conditions. »

En examinant les cocons trouvés dans l'argile des
bocaux que l'on avait vidés, je reconnus que la plu-
part avaient une densité plus considérable que celle
de l'eau. J'ouvris dix-huit de ceux qui se précipitaient, et j'en retirai, ou une liqueur poisseuse, ou
des embryons morts et plus ou moins avancés, et
quelquefois une matière inodore, de couleur am-
brée, et ressemblant à de la gélatine tremblante.

Je jetai dans de l'eau à 26° les cocons qui surna-
geaient, et cela, dans l'intention de favoriser, par
cette température un peu élevée, la sortie des sangsues que j'y soupçonnais renfermées ; en effet, après
quelques instans de contact avec ce liquide, j'en
vis apparaître aux deux extrémités de plusieurs cocons, qu'elles agitaient en divers sens, par suite des
efforts qu'elles faisaient successivement pour en sortir.

Quelques uns de ces cocons n'ayant point été percés pendant un séjour de plus d'une heure dans de
l'eau à 26°, je les plaçai sur de l'argile humide que je
tins exposée à une température de 29 à 30°, et au bout
de trois jours, ils étaient tous éclos.

Lorsque les sangsues ont chassé l'opercule qui
ferme chacune des ouvertures par lesquelles elles
doivent s'échapper, elles s'engagent dans ces ouvertures et s'étendent horizontalement dans toute leur

longueur ; ou bien encore, elles prennent un point d'appui sur le cocon même, et une fois le passage franchi, elles s'agitent et nagent avec vitesse, si les cocons sont sur l'eau, et dans le cas contraire, elles rampent sur le sol et s'éloignent assez promptement de leur petite prison.

Il n'est pas inutile, je crois, de faire observer que tous les cocons que j'ai ouverts et dont la pesanteur spécifique était plus considérable que celle de l'eau, ne contenaient point d'individus vivans, et que tous ceux, au contraire, qui restaient à la surface de ce liquide en renfermaient un nombre extrêmement variable, mais que je n'ai jamais vu inférieur à 7, ni supérieur à 21; le terme moyen étant de 12 à 14.

On est, ce me semble, suffisamment autorisé à penser, par ce qui précède, qu'une température de 18°, au moins, est nécessaire au développement et à l'entretien de la vie des embryons des sangsues ; et tout porte à croire que si, dans le grand nombre de cocons que j'ai ouverts, il s'en est trouvé beaucoup d'avortés et quelques uns dans lesquels les individus étaient morts, il faut en rapporter la cause à la trop grande humidité et à la température trop peu élevée du milieu dans lequel ils avaient été déposés.

C'est dans cette persuasion que, le 3 septembre, je fis porter dans un jardin tous mes bocaux contenant de l'argile et des sangsues, afin que, par leur exposition au soleil quelque temps continuée, le calorique pénétrât jusque dans l'intérieur de cette terre et favorisât l'éclosion des cocons non avortés qui pouvaient s'y trouver. Je me suis assuré, en tenant la boule d'un thermomètre au centre de l'argile, que la plus grande élévation de température qu'elle ait acquise, depuis cette époque jusqu'au 25 septembre, a été de 20° réaumuriens.

Ainsi, j'eus donc tort de faire arroser matin et soir, pendant la fin de juillet et tout le mois d'août, ces mêmes bocaux, dans la crainte qu'une température un peu élevée ne devînt une cause de mortalité pour les sangsues qu'ils recelaient; et en effet, il paraît que ces petits animaux supportent assez bien la chaleur, puisqu'il est vrai que, depuis un mois bientôt, je n'en ai perdu tout au plus que huit ou dix. Fort de cette expérience faite sur cinq mille individus, je me propose d'exposer en plein air, dès le mois de juin de l'année prochaine, les bocaux dans lesquels j'aurai mis des sangsues pour y multiplier, et de ne les rentrer que dans les premiers jours d'octobre.

Dans les bocaux disposés ainsi que je l'ai dit plus haut, et soumis ensuite à l'influence de la lumière directe, les sangsues trouvent, comme dans les marais qu'elles se plaisent à habiter, 1° un peu d'eau dont la température est toujours à peu près la même que celle de l'atmosphère ; 2° une couche inférieure d'argile très molle ; 3° enfin une couche supérieure plus ferme et plus chaude, dans laquelle elles viennent déposer leurs cocons. Telles sont, je pense, les conditions les plus favorables à la multiplication de ces annélides.

Il me reste à dire présentement un mot de la composition des cocons que j'ai examinés et qui appar-

tiennent à la sangsue officinale et à celle médicinale.
Chaque cocon représente le plus ordinairement un
ovoïde, dont le volume très variable ne surpasse jamais, que je sache, celui d'une belle olive. En pro-
cédant de l'extérieur à l'intérieur, ils sont compo-
sés, peu avant l'éclosion, 1° d'une espèce de réseau
ou tissu spongieux qui a la plus grande analogie
avec l'éponge fine ; 2° d'une capsule coriace, membraneuse, terminée à ses extrémités par un petit
mamelon ; 3° d'une petite poche blanche extrêmement mince, portant un pédicule filiforme, long de 2
à 3 millimètres, dans laquelle on aperçoit les petites
sangsues les unes contre les autres, au milieu d'une
liqueur plus ou moins épaisse qui m'a paru de nature
albumineuse. Je regarde cette petite poche
comme une véritable membrane de l'amnios : telle
est aussi l'opinion de mon respectable ami, M. Fleu-
ry, médecin en chef de la Marine, auquel je l'ai fait
voir, ainsi qu'à M. Laurent, professeur d'anatomie
physiologique, et à plusieurs autres personnes qui
ont pu la bien examiner après deux jours de macé-
ration dans l'eau froide (1).

Parfois, et c'est assez rare, l'enveloppe la plus
extérieure n'entoure pas la capsule dans toute son
étendue, et j'ai remarqué, avec M. Rayer, que, lorsqu'elle manque en totalité ou en partie, les cocons
ne contiennent point d'individus et sont remplis
d'un fluide visqueux que j'ai signalé plus haut.

Cette enveloppe ou espèce de réseau, que je con-

____

(1) Je conserve cette poche dans de l'alcool à 18°.

considère comme étant du mucus solidifié, est d'a-
bord blanche et sans consistance ; puis, dans moins
de 24 heures, elle se solidifie et prend la couleur
de l'éponge: elle est composée de filamens transparens plus ou moins déliés et croisés entre eux, de
manière à représenter des mailles hexagones de diverses grandeurs, et forme, à la surface de la capsule,
une couche de deux à trois millimètres d'épaisseur.
Elle n'est point soluble dans l'eau à la température
habituelle de l'atmosphère, et n'est que faiblement
attaquée par une longue ébullition dans ce liquide, à
vaisseau ouvert. Placée sur les charbons rouges de
feu, elle se charbonne sans se fondre ni se tour-
menter, et répand l'odeur de la corne brûlée.

Ayant été moi-même témoin de la formation de
cette enveloppe, et M. Achard, pharmacien de la
Marine à la Martinique, ayant également surpris
l'animal fabriquant ce tissu spongieux, il est main-
tenant hors de doute que sa production est posté-
rieure à celle de la capsule contenant des ovules.
Ainsi, le soupçon de M. le docteur Noble se trouve
aujourd'hui converti en une vérité démontrée.

Je pense que les usages de cette enveloppe qui,
bien sèche, pèse à peine 4 à 5 centigrammes, ne se
bornent point, comme l'a dit le docteur Rayer, à
protéger la capsule et les germes qu'elle renferme,
contre la pression que des corps étrangers pour-
raient leur faire éprouver, et à les défendre peut-être
de la voracité de certains animaux. Je suis porté à
croire que ses principales fonctions sont de rendre
la densité de cette capsule moins considérable que

celle de l'eau et de l'entretenir dans un état constant d'humidité.

Si cette enveloppe n'existait point, la capsule contenant les ovules, une fois déposée dans ou sur la terre humide qui borde les eaux stagnantes où vivent habituellement les sangsues, serait peu à peu desséchée par l'action échauffante des rayons du soleil; les embryons périraient, et la reproduction de l'espèce ne pourrait avoir lieu. Mais ce tissu spongieux agissant à la manière des tuyaux capillaires, s'empare d'une partie de l'humidité du sol et la répand uniformément sur toute l'étendue de la capsule; de plus, pendant la fraîcheur des nuits, il absorbe la rosée, qu'il retient avec plus ou moins de force, et, par cette admirable prévoyance du Créateur, les germes ne sont que bien rarement exposés à souffrir de la sécheresse.

Survient-il, après la ponte, des pluies abondantes, et les eaux couvrent-elles une plus grande étendue de terrain qu'auparavant; eh bien! les cocons ne sont point submergés; ils flottent à raison de leur peu de densité, et bientôt ils sont poussés par les vents sur les bords du marais, où ils trouvent de nouveau la chaleur et l'humidité nécessaires au développement des germes et à l'entretien de la vie intracapsulaire des petits individus qu'ils renferment. Il en serait autrement si les capsules n'étaient point revêtues de cette enveloppe : alors, elles resteraient plus ou moins long-temps ensevelies sous l'eau où elles ne tarderaient pas à éprouver une décomposition complète, et le but de la nature serait manqué.

La capsule qui se trouve située immédiatement au-dessous du tissu spongieux, auquel elle adhère fortement, ne présente aucune ouverture avant le terme fixé pour l'éclosion; mais on remarque une espèce de mamelon à chacune de ses extrémités. Sa face externe est couverte d'un assez grand nombre d'impressions assez semblables, quoique beaucoup moins profondes, à celles que l'on aperçoit sur un dé à coudre, impressions formées par le tissu spongieux, puisqu'on n'en découvre point sur les parties qui, par une cause quelconque, ont été privées de ce tissu. Sa face interne est douce, polie, et très luisante. Cette capsule, dont la composition chimique m'a paru la même que celle de l'enveloppe spongieuse, a la transparence, la couleur blonde et la finesse de la baudruche bien préparée.

Lorsque les sangsues ont atteint le terme de la vie intra-capsulaire, elles font effort contre les extrémités de chaque cocon; elles déterminent la chute des petites opercules dont j'ai parlé, et la capsule dans laquelle elles sont emprisonnées présente alors deux ouvertures circulaires, ayant tout au plus un millimètre à un millimètre et demi de diamètre, et par lesquelles elles s'échappent, les unes après les autres, à des intervalles parfois assez longs. Le pourtour de ces petites ouvertures est comme corné, et j'ai constamment éprouvé une forte résistance lorsque j'ai voulu inciser avec un canif les cocons dans le sens de leur plus grand diamètre. J'ajouterai que je les ai presque toujours rencontrées toutes les deux sur les cocons que j'ai examinés soit avant soit après l'éclosion.

Les cocons de la sangsue grise et de la sangsue verte, ou encore de la sangsue dite médicinale et de celle dite officinale, se rencontrent tantôt à la surface de l'argile, tantôt, et c'est le plus souvent, à un ou deux centimètres dans l'intérieur de cette terre, dans des trous parfaitement arrondis, au fond desquels il est rare de ne pas trouver une ou deux sangsues. Ces cocons ne sont pas toujours uniques dans chaque trou, et j'en ai parfois remarqué deux, trois et jusqu'à quatre; alors ils sont assez fréquemment unis l'un à l'autre par une portion du tissu spongieux. J'en ai aussi rencontré dans le centre de la couche d'argile, mais jamais au milieu de l'eau qui séjournait dans l'espace compris entre le bord de mes bocaux et cette même couche de terre.

Avant de terminer ce travail, je crois devoir annoncer que les sangsues écloses spontanément, et celles dont j'ai hâté la vie extra-capsulaire en ouvrant avec un instrument tranchant les cocons dans lesquels elles étaient renfermées, sont faciles à élever, soit qu'on les tienne dans l'eau de fontaine, dans l'argile ramollie, ou dans de l'eau contenant de l'argile délayée, puisque, sur 400 que j'ai mises en observation le 1er septembre, je n'en ai perdu que deux jusqu'à ce jour, 25 du même mois.

Ces petits animaux sécrètent une assez grande quantité d'une matière grisâtre, floconneuse, insoluble dans l'eau; et chose singulière, que je ne puis passer sous silence, c'est que s'ils sont placés au nombre de 25 à 30 dans un verre conique, avec quantité suffisante d'eau , ils se rassemblent ordinairement tous au fond du verre , s'y pressent, s'enlacent les uns dans les autres comme pour s'échauffer mutuellement, et restent ensuite dans un état de repos presque absolu, dont ils ne sortent que pour balancer leur extrémité supérieure. Lorsqu'on renouvelle l'eau, opération que je fais tous les deux jours, ils quittent le fond du verre, ils s'agitent et se meuvent avec beaucoup de rapidité dans le liquide dont la température, plus basse que celle du milieu dans lequel ils étaient auparavant, leur fait sans doute éprouver une impression désagréable, et détermine les mouvemens en tous sens qu'ils exécutent pendant cinq à six minutes, au bout desquelles ils gagnent la partie inférieure du verre pour s'y réunir de nouveau.

Si les jeunes sangsues sont déposées dans un vase un peu large et cylindrique, on les voit se fixer sur les parois et au fond du vase par groupes de 12 à 15, plus ou moins, et y stationner dans une immobilité presque complète. C'est aussi par paquets qu'on les trouve cachées dans l'argile ramollie, et je puis assurer qu'elles sont rarement isolées, et plus rarement encore en mouvement. Il paraît que leur accroissement se fait avec beaucoup de lenteur ; car celles que j'élève n'ont pas sensiblement grossi depuis 25 jours qu'elles sont écloses, et j'ai seulement remarqué que la couleur de leur robe a pris une teinte un peu plus foncée. L'humidité est indispensablement nécessaire à l'entretien de la vie de ces annélides, et j'ai expérimenté qu'ils périssent en moins de trois heures, lorsqu'on les place, peu après leur naissance, dans un vase parfaitement sec, la température étant à 18° réaumuriens. Parvenus à leur entier accroissement, ils résistent beaucoup plus long-temps et n'expirent qu'au bout de 16 à 18 heures.

J'ai également expérimenté : 1° que, placées dans l'eau imprégnée de l'odeur du camphre, les sangsues y nagent avec rapidité; qu'elles gagnent la partie supérieure du flacon, tombent quelque temps après et restent sans exécuter aucun mouvement. L'eau prend une teinte rouge assez foncée, et si on la décante et la remplace, au bout de trois heures, par de l'eau de fontaine, on les voit sortir de l'espèce d'asphyxie dans laquelle elles semblent être, et laisser échapper de leur bouche un fluide visqueux, rempli de petites bulles d'air qui ne viennent point de suite créver à la surface;

2° Qu'elles ne donnent aucun signe de malaise lorsqu'on les fait séjourner dans de l'eau contenant du gaz hydrogène sulfuré (2 grammes de cet acide liquide sur 200 grammes d'eau), et qu'elles rendent seulement une certaine quantité de flocons grisâtres, insolubles dans l'eau, que je crois être le résidu de leur digestion;

3° Que les sangsues mises en contact avec de l'eau à laquelle on a ajouté, sur 200 grammes, six gouttes d'éther sulfurique à 55°, paraissent n'éprouver aucune sensation désagréable, et qu'il en est de même si on les tient dans de l'eau aromatisée avec de l'huile volatile de térébenthine (1 goutte sur 200 grammes);

4° Que, plongées dans 200 grammes d'eau contenant six gouttes d'ammoniaque à 21°, les sangsues éprouvent immédiatement de violentes contractions, qu'elles rendent par la bouche un sang de couleur pourpre, rosé, et qu'elles deviennent tout-à-fait aplaties et sans mouvement. Si on les change alors de milieu pour les mettre dans de l'eau fraîche, elles reprennent peu à peu leur forme première et se rétablissent assez promptement;

5° Que si, après avoir versé du chlore liquide dans un flacon de 30 centilitres de capacité, on vide ce flacon pour le remplir aux deux tiers d'eau de fontaine, et qu'on y introduise ensuite 5 à 6 sangsues, à l'instant même elles s'agitent et voyagent dans ce liquide avec précipitation, pendant sept à huit minutes, puis elles gagnent le fond, se placent sur le dos et périssent en moins de 40 minutes dans de violentes convulsions ;

6° Qu'en faisant passer, à la faveur d'un tube de verre, trois bouffées de fumée de tabac dans un flacon contenant 200 grammes d'eau et 6 sangsues, celles-ci se meuvent avec beaucoup de vitesse, se roulent en boule, s'alongent ensuite et meurent dans l'espace de trois heures; mais, chose remarquable, c'est qu'elles deviennent très dures après leur mort.

Chacune de ces expériences a été faite sur six sangsues de grosseur moyenne et dans un flacon de trente centilitres, contenant 200 grammes d'eau. Je les ai entreprises après avoir perdu 50 et quelques sangsues, sur 150 qui étaient dans un bocal avec de l'argile délayée, et que l'on avait laissé, pendant deux à trois jours, dans le voisinage de flacons dans lesquels on filtrait du vinaigre camphré.

Il résulte de ces observations : 1° que le meilleur moyen de conserver les sangsues, soit à terre, soit à la mer, consiste à les mettre dans des vases de verre, de grès, etc., placés horizontalement sur le sol et remplis, au tiers seulement, d'une couche d'argile ramollie s'étendant du fond du vase jusqu'à trois à quatre centimètres du bord, qu'il faut renouveler au moins deux fois par an, et entretenir dans une humidité convenable en ajoutant de temps en temps une petite quantité d'eau. Quelques personnes ont proposé de faire voyager les sangsues dans des sacs de toile que l'on aurait soin d'arroser fréquemment. Cette méthode, suivie depuis plusieurs années par les paysans des environs d'Arles, n'est pas exempte d'inconvéniens, et l'expérience m'a appris qu'ainsi transportées, elles ne tardent pas à devenir malades, et qu'elles meurent en grande quantité après quelques jours de repos dans l'eau. Aussi, plusieurs pharmaciens de Toulon n'achètent-ils des sangsues d'Arles que lorsqu'ils ne peuvent s'en procurer de la Corse, d'où elles viennent dans des pots et dans des baquets pleins d'eau. En 1823 et 1824, M. le fournisseur des hôpitaux de la marine m'a fait plusieurs envois de sangsues ainsi renfermées dans des sacs, et toujours la mortalité a été extrêmement considérable ;

2° Que l'époque de la ponte paraît s'étendre depuis le quinze juillet jusque vers la fin d'août ; et j'apꝑ puie mon opinion sur ce que j'ai trouvé, dans mes bocaux, des cocons, le 27 juillet, et que, le 24 septembre, j'en ai aperçu qui étaient sur le point d'éclore ;

3° Que les cocons sont formés 1° d'un tissu spongieux, 2° d'une capsule membraneuse, 3° d'une petite poche membraniforme qui a échappé aux savantes investigations de M. le docteur Rayer, 4° d'une liqueur qui m'a paru de nature albumineuse, 5° de germes dont le nombre le plus ordinaire est de 12 à 14 ;

4° Qu'il est bien certain que l'enveloppe spongieuse de ces cocons est formée par l'animal, après la sortie de l'œuf proprement dit ;

5° Qu'une température de 18° au moins et une certaine humidité sont nécessaires au développement et à l'entretien de la vie intracapsulaire des sangsues ;

6° Que rien n'est plus facile que d'élever les petites sangsues, et qu'elles ne se développent qu'avec beaucoup de lenteur : et cela est aisé à concevoir, puisqu'elles ne prennent que peu de nourriture, et qu'elles sont assez constamment dans une sorte d'état d'engourdissement ;

7° Que l'on peut, sans danger, placer les vases contenant des sangsues dans un local nouvellement peint à l'huile, ou dans l'atmosphère duquel on répandrait quelquefois, soit du gaz hydrogène sulfuré, de l'acide carbonique, de l'huile volatile de térébenthine ou de l'éther sulfurique ;

8° Enfin qu'il faut éviter soigneusement de dégager du chlore, ou de l'ammoniaque, de placer du

camphre ou de fumer dans le lieu où l'on a déposé
des bocaux ou flacons chargés de sangsues, si l'on
ne veut courir les risques de les perdre en totalité
ou en partie.

Toulon, le 25 septembre 1825.

CHATELAIN, *ph.*

IMPRIMERIE DE LACHEVARDIÈRE FILS,
RUE DU COLOMBIER, Nº 30, A PARIS.

www.ingramcontent.com/pod-product-compliance
Ingram Content Group UK Ltd.
Pitfield, Milton Keynes, MK11 3LW, UK
UKHW022245070726
13613UKWH00005B/2126